Hubertus R. Hommel

Integrative Verfahren der Regulationsphysiologie und Regulationsmedizin: Homöopathie und Bach-Blütentherapie

GRIN Verlag

Bibliografische Information der Deutschen Nationalbibliothek:

Die Deutsche Bibliothek verzeichnet diese Publikation in der Deutschen National-
bibliografie; detaillierte bibliografische Daten sind im Internet über http://dnb.d-
nb.de/ abrufbar.

Impressum:

Copyright © 2007 GRIN Verlag GmbH
Druck und Bindung: Books on Demand GmbH, Norderstedt Germany
ISBN: 978-3-640-17430-0

Dieses Buch bei GRIN:

http://www.grin.com/de/e-book/115978/integrative-verfahren-der-regulationsphy-
siologie-und-regulationsmedizin

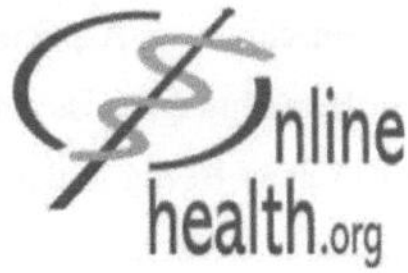

„Integrative Verfahren der Regulationsphysiologie und Regulationsmedizin"

„Homöopathie und Bach-Blütentherapie"

Autor: Dr. Hubertus Hommel   **Aktualisiert am 2007-03-05**

Unter soziomedizinischen Aspekten definiert jeder Mensch seine Gesundheit nach der subjektiven Einschätzung jenes somatopsychischen Zustandes, der ihm in der emotionalen Vertrautheit seiner persönlichen Umwelt angenehm ist. Aus diesem entelechischen Idealbild formuliert er im Sinnes des kollektiven Archetyp nach C.G. Jung (s. S.2) seine Auffassung von Krankheit und Medizin. Diese steht jedoch im Missverhältnis zu den derzeit offiziell gültigen Paradigmen der Herkömmlichen Medizin, die als wissenschaftliches Erklärungsmodell die Interaktion des Arztes mit dem Patienten auf der Basis der Virchow'schen Zellularpathologie strukturiert. Für ein derart objektiviertes Krankheitsgeschehen sind Geist und Seele unerheblich, da nach K. R. Popper nur die Verifikations- und Falsifikationsmöglichkeiten eines Erklärungsmodells maßgeblich sind. Aus dieser zwanghaften Fixierung sind Symptome und Diagnosen vor allem Erklärungsmuster intersubjektiv übereinstimmender Bilder eines wissenschaftlich fundierten, morphologisch materiellen Defektes, unter Ausschluss des Betroffenen.

Funktionelle Desinstitutionalisierung biomechanischer Paradigmen als Heilungsvoraussetzung

Dieses Vorgehen vernachlässigt die menschlichen Aspekte bei Arzt und Patient, erst das Erklärungsprinzip der psychosomatischen Betrachtungsweise führt zur *Humanmedizin* im wörtlichen Sinne. *M. Balint* sieht daher einen systematischen Bezug in den Interaktionen zwischen Arzt, Patient, in dem das Verhalten des einen durch das des anderen bestimmt wird. Hierbei spielt die Krankheit eine besondere Rolle, weil sie sowohl Arzt als auch Patient zur Auseinandersetzung mit dem zwingt, was sich hinter ihr verbirgt. Krankheit ist eine unserer direkten Beobachtung entzogene Realität, die sich uns nur als Symptom äußert. Kranke erwarten von ihrem Arzt Hilfe bei der Deutung ihrer für sie unheimlich und undurchsichtig gewordenen individuellen Wirklichkeit. Untersuchungen von *H.-H. Raspe* bestätigen entsprechend, dass sich die meisten Kranken bestimmte Vorstellungen darüber machen, woher ihre Krankheit kommt, wie sich weiterentwickelt und auf ihr Leben auswirken wird. Wichtig ist hierbei, dass sich die Erklärungsmodelle von Arzt und Patient miteinander vertragen. Wesentliche Elemente sind hierbei *Information*, *Empathie* und *Interpretion* in Relation zum *Persönlichkeitscharakter* des jeweiligen Patienten. Somit ermöglicht nur die uneingeschränkt einfühlende Wahrnehmungsfähigkeit des Arztes eine gemeinsame *Kommunikationsebene*, als Voraussetzung für den Aufbau einer gemeinsamen *Arbeitsbeziehung*. Hieraus entsteht eine *patientenzentrierte Medizin* gegenüber der noch üblichen *krankheitszentrierten Medizin*, wonach der Patient mehr ist, als seine Erkrankung, und nach *J. McCormick* sich die Gesundheitsversorgung mehr auf das Kranksein (*illness*) richtet als auf die Krankheit (*disease*). Hiernach müssen die Bedürfnisse der Patienten unter Einbezug psychischer und sozialer Faktoren eine genauso große Bedeutung haben, wie die strikt biomedizinischen Elemente. Chronisch erkrankte Patienten haben meistens komplexe Bedürfnisse, denen die Konzepte der *Konventionellen Medizin* nicht gewachsen sind und die dadurch Therapierichtungen begünstigen, die die Miteinbeziehung der individuellen Wirklichkeit des Patienten im Zentrum sehen, und deshalb als *Unkonventionell* bezeichnet werden.

Bekanntlich nimmt die *Diagnose* im therapeutischen Ablauf die grundsätzlich zentrale Position ein, hinter den Erklärungsmodellen der Diagnosen steht als gemeinsamer Bezugsrahmen eine allgemeine Gesundheits- und Krankheitstheorie.

Das traditionelle medizinische Paradigma identifiziert hierbei den menschlichen Organismus im Sinne der Iatrophysik als eine *triviale Maschine*, das Verhalten von Lebewesen entspricht demnach einem mechanischen Prozess. Der Operator arbeitet hier mit der Transferfunktion der mechanischen Kausalität, indem er fehlerfrei und zuverlässig mechanische Ursachen in mechanische Wirkungen verwandelt. Die triviale Maschine arbeitet hierbei ohne Lerneffekt, auf die gleiche Ursache (*Input*) folgt immer wieder die gleiche Wirkung (*Output*).

Nach *H. v. Foerster* besteht jede Maschine aus den drei Bauelementen *Input*, *Output* und *Operator*, als die Vorrichtung, die den Input in den Output verwandelt. Diese drei Bauelemente entsprechen den drei Schritten des *Syntagmas* „Handlung, die zu einem Erkenntnisgewinn führt". Mit einem *Syntagma* (griech. σύνταγμα = Zusammengesetztes) wird eine logisch zusammengehörige Elementgruppe bezeichnet, im Sinne einer horizontalen Verkettung von Einzelelementen zu einer komplexen Einheit. Hierbei entspricht der *Input* der *Wahrnehmung*, der *Operator* der *Deutung des Wahrgenommenen* und der *Output* dem *realitätsprüfenden Verhalten*.

Nach *H. R. Maturana* lassen sich lebendige Organismen jedoch nicht als Maschinen mit mehr oder weniger fertigen Strukturen klassifizieren, sondern als sich ständig selbst aufbauende und selbstentwickelnde, *autopoietische, Systeme.*

Unter mechanistischer Deutung entspräche das Verhalten eines Lebewesens dem Modell einer *nicht-trivialen Maschine*, als *Wirkung semiotischer Ursachen*, als Interpretation von Zeichen seines *inneren Zustandes*. Der innere Zustand ändert sich mit jedem Arbeitsgang, weil der Operator an ihn gekoppelt ist, wobei er mit der Transferfunktion des Bedeutungswandels arbeitet. Im Gegensatz zur trivialen ist die nicht-triviale Maschine lernfähig, sie ändert sich mit jedem Arbeitsgang, da auf den gleichen Input nicht der gleiche Output folgt.

Bezeichnet man dagegen lebende Organismen als selbstreferentielle autoregulative Systeme, entspricht die *Pathogenese* einer Blockierung der Gesundheitserzeugung unterschiedlichen Ausmaßes und entsprechend differenzierender Konsequenzen. Da Lebewesen außerdem hierarchisch gegliederte Systeme sind, spielen sich autopoetische Prozesse gleichzeitig auf biotischen, psychischen und sozialen Integrationsebenen ab. Hierbei validieren der *Organismus* auf der *biotischen* und das *Individuum* auf der *psychischen* und *sozialen* Integrationsebene bestimmte ökologische Sektoren konkordant zu ihren Bedürfnissen und assimilieren sie durch ein relevanzdependentes Verhalten zu emergenten Teilen ihres Systems. Nach *Th. v. Uexküll* „sind die verschiedenen Ebenen ständig durch somato-psycho-soziale „Aufwärtseffekte von der Zelle zum sozialen System und gegenläufige sozio-psycho-somatische „Abwärtseffekte" vom sozialen System zur Zelle miteinander verbunden."

Durch die Untrennbarkeit psychoemotionaler Komponenten imponieren kollektive *Archetypen* als Steuerungsgrößen im dynamischen Entwicklungsprozesses des Systems. *Archetypen* sind nach *C. G. Jung* vererbte, seit Existenz des Bewusstseins quasi genetisch imprägnierende, allen Menschen gemeinsame *Komplexe.* Sie sind somit eine psychische Strukturdominante, die unbewusst ist und als Wirkfaktor das Bewusstsein beeinflusst, zum Beispiel indem sie dieses präfiguriert und strukturiert.

Komplexe unterbrechen die Ich-Bewußtseins-Kontinuität. Das *Ich-Bewusstsein* bezieht sich auf die bewussten Persönlichkeitsteile der Psyche, die Arbeitsmittel der Psyche rekrutieren sich aus Sinneswahrnehmungen und Denken, Fühlen und Intuition, woraus sich die Einteilung in intro- bzw. extrovertierte Menschen ergibt. Verhaltensabweichungen werden in der analytischen Psychologie daher als *Komplexe* bezeichnet. Somit korrespondieren *Archetypen* mit *Komplexen.* Diese Abweichungen können sich im Individualfall in Devianz von der Kollektivität je nach dem Grad ihrer Ausprägung auf der somatischen Ebene als Störungen manifestieren. Da komplexbehaftetes Handeln weite Bereiche von positiven Lebensmöglichkeiten ausschließt, ist es ein konstruktives Ziel, diese störenden Handlungsweisen auszuschalten, um einer möglichen zusätzlichen Somatisierung zu begegnen.

Hier setzen persönlichkeitsfaktorelle Therapien an, unter Berücksichtigung der jeweiligen differentiellen Individual-Situationen mit ihren physischen und sozialen Ressourcen und der Modelle der Systemtheorie und der darin integrierten Regulation.

Homöopathie

Gesundheit wird global als Abwesenheit von Krankheit gesehen und gilt als der zu erhaltende Normalzustand, während Krankheit eindeutige biologische Nachteile beinhaltet und daher als anormal klassifiziert wird. Tatsächlich ist aber *Gesundheit* von den real existierenden Möglichkeiten des Verhaltens biologischer Systeme nach *F. Vester* die statistisch unwahrscheinlichste, das atypische Verhalten von Krebszellen wäre statistisch wahrscheinlicher. Demnach stellt Gesundheit einen „Idealzustand" dar, mit entsprechend hohem Energieaufwand. Im Gegensatz zu den fiktiven, tatsächlich nirgends existenten Modellen abgeschlossener oder isolierter Systeme, mit denen sich die klassische Physik vorwiegend beschäftigt hatte und an denen sich bislang die Konventionelle Medizin orientiert, sind lebende Organismen rhythmische, dynamische und für Informationen und Energie offene Systeme, die in ständiger Wechselwirkung mit ihrer Umgebung stehen.

Der Sinn einer medizinischen Behandlung, gleich welcher Art, liegt daher grundsätzlich in der Zustandsverbesserung der gegenwärtigen Befindlichkeit eines als *krank* klassifizierten Individuums in Richtung seines Idealzustandes. Die entsprechende Therapiewahl und beabsichtigte Erfolgsimmanenz korrespondieren hierbei mit der Kausaldependenz des jeweiligen paradigmatischen Blickwinkel und seiner daraus resultierenden Definition der Krankheit.

Unter energetischer Sicht lässt sich nach G. *Bleul* ein lebender Organismus auf drei unterschiedliche Arten therapeutisch beeinflussen (Tab.1).

mitsinnig	homöopathisch
gegensinnig	enantiopathisch
beliebig	all(ö)opathisch

Tab.1

Demnach greift zur erwünschten Effizienz der *mitsinnige* Einfluss Zustand, Impuls oder Bewegungsrichtung des Organismus auf und lenkt ihn um. Er dient somit der *gezielten* Unterstützung der autonomen Regulation.

Der *gegensinnige* Einfluss greift nicht auf, sondern an. Dadurch negiert er jegliche Regelsystematik, objektiviert den vorliegenden Zustand (s. S.1) unter linearen monokausalen Aspekten, wobei er von außen steuert.

Die *beliebige* Einwirkung ist ungezielt. Sie anerkennt zwar kybernetische Grundprinzipien, bleibt jedoch unspezifisch.

Diese antagonistisch definierten medizinischen Paradigmen waren ursprünglich durch den Gründer der Homöopathie *S. Hahnemann* (1755-1843) entstanden, als Demarkation von der häufig durch Beliebigkeit und Undifferenziertheit geprägten Medizin des 18. Jahrhunderts. Demnach bedeutet der Begriff *Homöopathie* Leiden durch ein *Ähnliches* (griech. όμοιος = ähnlich), *All(ö)opathie* Leiden durch ein *Anderes* (griech. άλλος = anders, fremd),um gesund zu werden. Tatsächlich ist die Allopathie gerade nicht beliebig (s. Tab1.), wohl aber bei Einsatz inhibitorischer Wirkstoffe enantiopathisch. Auszugrenzen von dieser Diskussion ist die *Isopathie* als Leiden durch *Dasselbe* (griech. ίσος = derselbe), sie steht nicht im direkten Widerspruch zur Homöopathie, da auch sie als spezifische Reiztherapie in den Informationstransfer des autoregulativen Systems eingreift. Vereinfachend könnte man die Isopathie mit der aktiven Immunisierung einer Impfung vergleichen, nur dass bei einer Impfung das Immunsystem auf eine mögliche zukünftige Infektion vorbereitet werden soll. Bei der Isopathie werden dagegen Ausscheidungs-, Bindungs- und Abwehrmechanismen gegen bereits bestehende Belastungen oder Erkrankungen mobilisiert.

Die *Homöopathie* ist eine holistische spezifische Reiztherapie, semantisch gehört sie zu den alternativen, regulatorischen Verfahren, jedoch nicht zu den Naturheilverfahren. Sie entspricht dem medikamentösen Therapieprinzip, wonach „Ähnliches durch Ähnliches geheilt" werden soll, indem Krankheitserscheinungen durch Substanzen behandelt werden, die bei Gesunden der Krankheit ähnelnde Symptomen provozieren. Hierzu werden diese Materialien in speziellen systematisierten Verfahren verschiedenen Verdünnungsschritten unterzogen. Dieser Vorgang wird von den Homöopathen *Potenzieren* genannt, gemäß dem Postulat, dass die Wirkung der verdünnten Substanzen hierdurch nicht abgeschwächt, sondern verstärkt wird.

Die *Homöopathie* stellt ein in sich geschlossenes Heilsystem dar, dem neben der Lehre des Heilens mit homöopathischen Arzneimitteln auch eine *eigene Krankheitslehre* zu Grunde liegt, die *S. Hahnemann* in seinem 1810 erschienenen *Organon* (lat. Organum, griech. όργανον = Werkzeug) schriftlich fixierte. Dieses Buch erreichte zu seinen Lebzeiten 5 Auflagen mit z.T. erheblichen Überarbeitungen. In seiner 6. Auflage besteht es aus 2 Vorworten, Einleitung und 291 Paragraphen, in denen die Prinzipien der Homöopathie dargestellt werden. In der Einleitung und zahlreichen Fußnoten zu den Paragraphen wird die Homöopathie mit der Konventionellen Medizin konfrontiert und als einzige „rationelle Heilkunst" dargestellt.

Hierbei wird *Krankheit* als ein bei jedem Patienten individueller Zustand des Organismus konstatiert, der zum Auftreten von Symptomen führt. In entsprechenden *Paragraphen* werden die wesentlichen

Merkmale der Homöopathie aufgeführt, demnach sieht sie ihre Aufgabe in der präventiven (§4) und kausalen Medizin, falls die Krankheitsursache leicht zu erkennen und zu entfernen ist (§7). Anstelle der Suche nach einer inneren unsichtbaren Krankheitsursache, postuliert sie die genaue Beobachtung der Veränderungen im körperlichen und seelischen Befinden durch den Arzt, den Patienten selber oder dessen Umgebung (§6).

Sie versteht Krankheit als Störung einer geistartigen Lebenskraft *Dynamis*, laut S. Hahnemann „waltet im gesunden Zustande des Menschen die geistartige, als Dynamis den materiellen Körper (Organism) belebende Lebenskraft (Autocratie) unumschränkt und hält alle seine Theile in bewundernswürdig harmonischem Lebensgange in Gefühlen und Tätigkeiten [...]" (§9).

Nach heutiger Diktion entspricht dies einer *Störung des autoregulativen Systems*. Daher führen bestimmte Noxen nur bei *Disposition* zu Krankheiten (§31). Dem entspricht ein *ganzheitliches Verständnis* von Krankheit, indem auch streng lokalisierte Leiden von einer Krankheit des übrigen Körpers abhängen und immer als *untrennbarer Teil des Ganzen* anzusehen sind (§193).

Die *Krankheitsentwicklung* erfolgt nach Auffassung der Homöopathie durch die Kausalbeziehungen dreier Faktoren (Tab.2).

<table>
<tr><td>Umweltbelastung</td><td></td></tr>
<tr><td>Konstitution</td><td>(kongenital, erworben)</td></tr>
<tr><td>Miasma</td><td>(akut, chronisch)</td></tr>
</table>

Tab.2

Nach *G. Bateson* bilden *Umwelt* und Organismus ein „Ganzes", eine „Einheit des Überlebens" oder ein „lebendes System", dessen Teile, zur Gewährleistung von Leben und Gesundheit, versinnbildlicht wie Schlüssel und Schloss bzw. Bedürfnis und Bedürfnisbefriedigung zueinander passen müssen. *J. v. Uexküll* definierte „Umwelt" als die „subjektive Welt", die ein Lebewesen aufgrund seiner artspezifischen Organisation, seiner biologischen Bedürfnisse und Verhaltensdispositionen aus Zeichen „konstruiert", die seine Rezeptoren oder Sinnesorgane empfangen, und nicht nur mehr „abbildet". Somit entspricht der lebende Organismus einem dynamischen System, das seine Beziehungen zur Umwelt wie auch seine intraorganismischen Interaktionen als Komponenten eines Ganzen interpretiert, die als „Zeichenprozesse" gelten und nicht auf dem monokausalen Ursache-Wirkung-Prinzip beruhen. Die Dimensionen möglicher Umwelteinflüsse stehen somit in Kausaldependenz zur jeweiligen individuellen regulativen Kapazität.

Ökologische Auswirkungen lassen sich kaum verbindlich konstatieren, es lässt sich bislang noch nicht eindeutig prognostizieren, welche Noxen bei welchem Individuum unter welchen Rahmenbedingungen welche Effekte haben. Individuelle Empfindlichkeiten und soziale Faktoren vereiteln normative monokausale Erklärungen der Dynamik von Schadstoffen, dasselbe gilt in der

Reziprozität. Fest stehen jedoch gemäß dem psychosomatischen Wirkansatz der Homöopathie Umweltbeziehungen in Relation zur individuellen konstitutionellen Verfassung. In der Diskussion um die zeitüberschreitend gültige Validität weit zurückliegender homöopathischer Arzneimittelprüfungen könnten humanökologische Wirkungszusammenhänge und Interaktionen in ihrer Miteinbeziehung physischer, kultureller, wirtschaftlicher und politischer Aspekte klärend beitragen.

Mit *Konstitution* bezeichnet man allgemein Zusammensetzung, Zusammenstellung, Verfassung, Einrichtung, in der *ontologischen Philosophie* dient sie als Bezeichnung für die wesentlichen Eigenschaften bzw. Merkmale, die das Wesen eines Gegenstandes ausmachen.

In der *Phänomenologie* definiert *E. Husserl* die *phänomenologische* und *transzendentale Konstitution*, wobei er mittels der *Epoché* die Geltung der Weltwirklichkeit aufhebt und anschließend über das transzendentale Bewusstsein als dem „Reich der „reinen Subjektivität" zum „Zentrum der Konstitution" gelangt. Unter der *Epoché* versteht *E. Husserl* eine Enthaltung im Urteil als phänomenologische Reduktion, durch die der äußeren Welt die Geltung entzogen wird. Das „transzendentale Ego" konstituiert mit seinen Leistungen die Welt, über die *Konstitution* kehrt das Ego gewissermaßen zur Welt zurück. Dadurch erhält der Konstitutionsbegriff eine psychomentale Qualifizierung.

In der *Medizin* betrifft die *Konstitution* die Gesamtheit aller Eigenschaften eines Individuums, als angeborene oder erworbene, sich im Laufe des Lebens modifizierende, geistige und körperliche Verfassung. Sie manifestiert sich in seiner Gestalt, seiner Reaktionsweise wie auch in seiner Leistungs- und Anpassungsfähigkeit, erfasst somit seine individuelle Eigentümlichkeit, seinen körperlichen Habitus, seine genetische Prägung bis hin zum Fingerabdruck, seine funktionellen Besonderheiten bis zu seinen geistigen Einstellungen und geistigen Merkmalen wie Charakter, Temperament, Verhalten und bestimmten Krankheitsaffinitäten, sowie seine Auffassungsgabe, Intelligenz und soziale Kompetenz.

Vereinfachende Klassifizierung ermöglichen die *3 Konstitutionstypen* nach *E. Kretschmer* in *Pykniker, Leptosomen, Athleten*, sowie die *Psycho-Physiognomie* nach *C. Huter*. Reine Konstitutionstypen sind dabei relativ selten, meist finden sich Mischformen. Die frühesten Gliederungen nach Konstitutionstypen gehen auf Hippokrates und Galen zurück. Die Zuordnung von Körperbaumerkmalen zu bestimmten psychologischen Eigenschaften wurde von der Psychologie zum Teil grundsätzlich in Frage gestellt.

In der *Homöopathie* wird der Begriff *konstitutionell* hauptsächlich auf 3 verschiedene Arten verwendet. So bezieht sich eine *konstitutionelle Verordnung* auf ein Arzneimittel, das zu einer bestimmten Zeit die Totalität aller sowohl geistigen als auch körperlichen Symptome eines Patienten abdeckt. Im Gegensatz dazu steht die *lokale Verordnung*, die nur auf wenigen lokalen Symptomen basiert und dabei andere Aspekte ignoriert. Insofern kann ein akutes Arzneimittel für einen akuten Erkrankungsfall konstitutionell verschrieben werden, während man ein *Polychrest* unkonstitutionell gegen lokale Symptome bei einer akuten oder chronischen Krankheit verordnen kann. Unter einem *Polychrest* versteht man ein homöopathisches Mittel, dessen Symptomenmuster zahlreichen Allgemeinsymptomen ähnelt und das deshalb als vielnütziges Mittel mit großem Wirkungskreis eingesetzt wird. Ein *konstitutionelles Mittel* dagegen deckt die Komplexität aller geistigen und körperlichen Charakteristika über einen längeren Zeitraum ab, abgesehen von vorübergehenden Veränderungen während akuter Erkrankungen.

Die Bezeichnung *Konstitution* sollte dagegen nicht in Verbindung mit den Prädispositionsschichten verwendet werden, die die Grundlage für das Auftreten zeitlich begrenzter Krankheiten bilden. Der Patient zeigt immer nur die oberste Schicht konstitutioneller Anlageschwächen, da der Einfluss des jeweiligen *Miasmas* ein bestimmtes Symptomenbild prägt, in dem jedes Symptom seine besondere Intensität aufweist. Erst im Laufe der homöopathischen Behandlung zeigt sich die nächste Schicht mit neuen Symptomen. Um eine Schicht abzutragen, muss daher genau dasjenige Mittel verabreicht werden, dessen Frequenz mit dem von der betreffenden Schicht modulierten Abwehrgefüge Resonanz erzeugen kann. Die entsprechenden Arzneimittel beziehen sich daher immer auf die zu diesem Zeitpunkt oberste Schicht. Die tatsächliche Konstitution des Patienten wird dadurch nicht erreicht, diese bleibt nach *Ph. M. Bailey* bei den meisten Menschen unverändert, indem ihre Lebenskraft von der Geburt bis zu ihrem Tode jeweils mit demselben Mittel in Resonanz tritt.

Aus der Konstitution entwickeln sich Dispositionen und *Diathesen*, die nach *M. Dorcsi* als angeborene oder erworbene Organschwäche und System-Minderwertigkeit zur Krankheitsbereitschaft und zu bestimmten Prozessen der Krankheitsverläufe führen. Demnach „hat jeder Mensch in seinem <Strickmuster> seine besonderen <Strickmusterfehler>. Diese sind, wie die Konstitution auch, durch die Vererbung und durch äußere Einflüsse geprägt, die nach unserer Geburt auf uns einwirken. Konstitution und Diathese verhalten sich zueinander wie zwei Seiten einer Münze."

Die *Miasmenlehre* stellt einen wesentlichen Bestandteil des homöopathischen Heilsystems dar, entsprechend intensiv werden deren Wirkungsmechanismen diskutiert.

Miasmen (griech. Μίασμα = Befleckung, Schmutz, Ansteckungsstoff) sind nach *S. Hahnemann* „Ansteckungen oder Erbschaften" die eine „Grundstörung" als Basis einer chronischen Erkrankung verursachen. Er geht hierbei grundsätzlich von der infektiösen Natur sowohl akuter als auch chronischer Krankheiten aus.

Diese Theorie wird durch die moderne Forschung unterstützt, die nachgewiesen hat, dass es chronische Infektionskrankheiten gibt (z.B. in alph. Reihenfolge: CMV, Hepatitis B,C,D,E, Herpes, HIV, onkogene Viren, Prionen, Retroviren, Slow Viruses usw.) und chronische Folgekrankheiten nach Infektionen (Autoimmunkrankheiten, rheumatische Erkrankungen usw.), die keine Selbstheilungstendenz aufweisen.

P. S. Ortega definiert das *Miasma* als einen konstitutionellen oder diathetischen Krankheitszustand zunehmender Pathologie, die sich bereits auf zellulärer Ebene manifestiert. In Folge würde jede

Körperzelle auf eine einwirkende Störung zuerst mit einer Funktionseinschränkung reagieren, anschließend mit einer Hyperfunktion und schließlich mit Zelltod. *A. Masi-Elizalde* sieht die Miasmen als verschiedene Etappen eines einzigen Prozesses und entwickelte ein System der miasmatischen Dynamik mit 3 chronologischen Etappen. Dabei entspricht die miasmatische Dynamik den seelischen Reaktionsmöglichkeiten auf ein Leiden. *G. Vithoulkas* interpretiert die Miasmen als Prädisposition zu chronischer Erkrankung, die der jeweilig akuten zugrunde liegt. Diese Prädisposition überträgt sich von einer Generation auf die nächste, und kann durch homöopathische Behandlung schichtweise durch entsprechende Mittelfolge abgetragen werden. *R. Sankaran* erweitert den Miasmenbegriff um ein „akutes Miasma", dem er Panik und heftige Aktivität zuordnet, und das er als viertes Hauptmiasma bezeichnet. Er bereichert die Miasmen außerdem um sechs weitere „Zwischenmiasmen".

Wirkungsprinzip der Homöopathie

Die Homöopathie lässt sich aus kybernetischer Sicht als *spezifische Reiztherapie* (s. S.3) und die Antwort des Organismus als hierauf provozierte Reaktion begreifen, analog zur Kneipp'schen Therapie, die als *unspezifische Reiztherapie* z.T. ebenfalls nach der Ähnlichkeitsregel verfährt (z.B. Durchblutungsstörungen der Beine durch kaltes Wasser).

Die Wirkung im Organismus beruht generell auf dem allen Lebewesen gemeinsamen hohen *Wasseranteil* und dessen chemophysikalischen Eigenschaften als *Informationsspeicher*.

Verallgemeinernd besteht der Mensch, unter Vernachlässigung seiner biochemischen Bestandteile, elementaranalytisch vorwiegend aus *Wasser*, darin gelösten anorganischen Elementen, weiterhin organischen Kohlenstoffverbindungen, sowie einem mineralischen bzw. mineralisch verstärkten Endoskelett. Sein Wassergehalt beträgt insgesamt durchschnittlich 60%, hiervon enthalten seine Knochen 20%, die Muskulatur 75%, der Liquor cerebrospinalis 99%. Somit finden sämtliche Lebensvorgänge in Anwesenheit von Wasser statt.

Das *Wassermolekül* ist geometrisch gewinkelt, sodass seine 2 Wasserstoffatome und Elektronenpaare in die Ecken eines gedachten Tetraederwinkels gerichtet sind. Gegenüber früheren Annahmen besteht Wasser nicht aus amorphen Anhäufungen von H_2O Molekülen. Vielmehr stehen Wassermoleküle über Wasserstoffbrückenbindungen durch ausgeprägte zwischenmolekulare Anziehungskräfte miteinander in Wechselwirkung, wobei jedoch keine beständige, feste Verbindung bestehen bleibt, sondern nur für Bruchteile von Sekunden, wonach sich die einzelnen Moleküle wieder aus dem Verbund lösen, um sich sofort erneut zu verketten. Dieser Vorgang wiederholt sich ständig und führt letztlich zur Ausbildung eines variablen *Clusters*, einer geordneten Anhäufung von Wassermolekülen.

Diese Cluster umfassen bei Körpertemperatur ca. 400 Wassermoleküle und stellen stabile, quasi-kristalline Strukturen dar. Aufgrund dieser physikalischen Eigenschaften, können sie als *Informationsspeicher* gelten.

Wahrscheinlich werden über den Vorgang des *Potenzierens* (s. S.4) Information von der Substanz auf das Lösungsmittel geprägt. Die durch das hierfür erforderliche Schütteln erfolgende Energiezuführung könnte die bestehenden Molekülcluster zum Teil zerbrechen, worauf sie neue Cluster bilden, deren Struktur und damit auch Informationsgehalt sich nach der potenzierten Ausgangssubstanz richtet. Es würde also ein Ordnungszustand geschaffen, der mit jedem Potenzierungsschritt weiter zunimmt. Auch wenn keine Moleküle der Ausgangssubstanz mehr vorhanden sind, kann die Ordnung progredieren, da sich die bereits vorhandenen Strukturen weiterhin prägend auswirken.

Dies könnte die Wirksamkeit homöopathischer Hochpotenzen jenseits der *Lohschmidt'schen Zahl* erklären. Die *Lohschmidt'sche Zahl* bezeichnet die Menge eines Stoffs in Gramm, die seiner relativen Molekularmasse entspricht. So enthalten 18g Wasser (1 Mol) $6{,}023 \times 10^{23}$ Moleküle. Somit ist ab einer Verdünnung/Potenzierung von D23, C12 oder LMVI kein Molekül der Ursubstanz mehr in der Lösung vorhanden.

Aufgrund ihrer Wasserbindung liegt die *Wirkung* von *Homöopathika* vermutlich primär in der wässrigen, quasi-kristallinen Struktur des *Extrazellulärraumes*. Somit können sowohl gleich wie geartete Störungen dieses komplexen Regulationssystems als auch deren entsprechende informative Interventionen den gesamten Körper erfassen, da das *Interstitium* eine anatomische Einheit bildet. In einem Krankheitsfall vermag ein homöopathisches Arzneimittel daher die pathologische Struktur des Interstitiums zu beeinflussen, wenn sein einer bestimmten Ordnung entsprechender Informationsgehalt mit dem des Interstitiums in Resonanz geht. Dies scheint darauf zu beruhen, dass sich Ordnungszustände unter gewissen Umständen bei nur kleinen Reizen schlagartig in einem sich selbst verstärkenden Prozess ausbreiten können. Die Wirksamkeit von Hömöopathika basiert möglicherweise auf derartigen elektromagnetischen Resonanzeffekten und den dadurch resultierenden destruierenden Interferenzen von Oszillationen zwischen den Ordnungszuständen homöopathischer Lösungen und der extrazellulären Flüssigkeit.

Kritik der Herkömmlichen Medizin an der Homöopathie

In Deutschland unterscheidet der *Gesetzgeber* entsprechend des *Wissenschaftspluralismus der Medizin* zwischen der *universitären Medizin* und den *drei besonderen Therapierichtungen*, worunter auch die *Homöopathie* kategorisiert ist. Dementsprechend können deren Arzneimittel ohne Nachweis ihrer Wirksamkeit hergestellt und verordnet werden. Diese Zuordnung schließt eine wissenschaftliche Anerkennung nach den gültigen naturwissenschaftlichen Richtlinien von vornherein aus. Darüber hinaus wird sie den *Pseudowissenschaften* zugeordnet, da sie weder den Kriterien zeitgenössischer Wissenschaften entspricht, noch sich nach deren Methode richtet. Bis heute konnten in etwa 100 unabhängigen Studien weder ein formaler, reproduzierbarer Nachweis noch eine akzeptable naturwissenschaftliche Begründung für eine Wirksamkeit der Homöopathie erbracht werden, die über den *Placeboeffekt* hinaus geht. Dies entspräche einem therapeutischen Erfolg ohne Bezug zu einem

Verum. Deshalb wird die Homöopathie von der wissenschaftlichen Medizin auf jeden Fall als *wirkungslos* abgelehnt.

Selbst von unabhängigen Studien bestätigte Erfolge können unter geltenden naturwissenschaftlichen Anforderungen mit methodischen Schwächen und anderen verzerrenden Einflüssen erklärt werden. Dies hatte gemäß *The Lancet* eine schweizerisch-britische Forschergruppe um *M.Egger* von der Universität Bern/Schweiz in einer Metaanalyse bei der Auswertung von 220 Studien bezüglich des Behandlungserfolges verschiedenster Erkrankungen durch homöopathische oder herkömmlich-medizinische Therapie festgestellt. Außerdem wurde die Vermutung bestätigt, dass Studien mit weniger Teilnehmern im Gegensatz zu einer umfangreichen eher nichtvorhandene Wirkung vorspiegeln. Die vereinzelten Erfolge im vergleichsweise schlechteren Abschneiden der Homöopathie werden hierin als Placeboeffekt erklärt. Diese Bestätigung der Wirkung von Placebo-Effekten lenkt jedoch das wissenschaftliche Interesse auf die Wirksamkeit „subjektiver" Heilung, im Gegensatz zur von der Konventionellen Medizin offiziell anerkannten „objektiven". Neuere Untersuchungen scheinen zu belegen, dass die Placebo-Heilung nicht mit bloßer Einbildung zu erklären ist, sondern substantielle, biochemisch fassbare Wirkungen auf das Zentralnervensystem nachzuweisen sind. Dadurch gewinnt die Placebowirkung im Arzt-Patientenverhältnis als psychische Komponente zum Aufbau einer *Compliance* an progredienter Bedeutung. Diese Effekte gezielt zur Behandlung zu nutzen, erscheint als lohnende Strategie.

Die Zeitschrift *The Lancet* beurteilt die Ergebnisse zusammenfassend: „Ärzte müssen jetzt mutig und ehrlich sein – mit ihren Patienten in Bezug auf die fehlende Wirkung von Homöopathie als auch mit sich selbst bezüglich des Versagens der modernen Medizin, die Bedürfnisse der Patienten nach eine persönlich ausgerichteten Versorgung zu erfüllen."

Mit dem Einsatz bei Tieren sieht die Homöopathie jedoch den angeblichen Placeboeffekt entkräftet. Wie soll sich ein Tier die Wirkung eines Mittels einbilden, von dessen Einnahme es nichts mitbekommt? Unter universitärer Sicht ist dies dagegen ein Beispiel für die Suggestibilität von Tieren über ein Placebo, das ihm mit einer festen therapeutischen Absicht verabreicht wird. Allerdings wurden von *P.C.Endler* eindeutige Effekte auf Homöopathika bei Amphibien in einer sehr frühen Entwicklungsstufe beobachtet, die jegliche direkte Suggestion ausschließt.

Teilweise wird die Homöopathie sogar als *gefährlich* eingestuft, wenn zugunsten einer homöopathischen Medikation auf eine konventionelle medizinische Versorgung verzichtet wird und dadurch eine adäquate Therapie verzögert wird oder unterbleibt. Eine unter einer homöopathischen Therapie auftretende *Erstverschlechterung* gilt daher nicht als Teil des Heilungsprozesses, sondern als eine Verstärkung der Symptomatik zuungunsten des Patienten, während einer inadäquaten Scheinmedikation. Außerdem unterläuft die Homöopathie mit ihrer Ablehnung der Vakzination die von der universitären Medizin geforderte Immunprophylaxe, in den 80er Jahren des 20. Jahrhunderts waren mehrere Reisende verstorben, nachdem sie anstatt der üblichen Malariaprophylaxe das

Homöopathikum *Malaria 2000* eingenommen hatten, was letztlich jedoch nichts aussagt, da auch geimpfte Leute an den Krankheiten versterben, gegen die sie geimpft wurden.

Weiterhin wirft man der Homöopathie vor, *Vergiftungen* zu begünstigen, da sie bei Bedarf auch hochverdünnte Gifte verabreicht und bei längerer Einnahme von Potenzen bis zur D12 Vergiftungserscheinungen auftreten können. Die Potenz der D1 entspricht einer Verdünnung von 1:10, entsprechend auf das Volumen einer Erbse, die der D12 der von 1:1000 000 000 (1 Billion) bzw. auf das Volumen 25 olympischen Schwimmbecken. Ein stofflicher Vergiftungseffekt ist in einer niedrigen Potenz unter gewissen Voraussetzungen möglich, in dieser hohen Verdünnung allerdings schwer vorstellbar, zumal es von extremen Giften keine Homöopathika bzw. niedrige Potenzen gibt. Andererseits wird der *Potenzierung*seffekt grundsätzlich bestritten, aus *physikalisch*er Sicht handelt es sich hierbei um eine reine Verdünnung der Ausgangssubstanz, wissenschaftlich verwertbare Hinweise auf eine Übertragung einer Wirkung von Substanzen auf das Verdünnungsmittel gibt es nicht. Im Fall von Giften, scheint die scheinbare Scheinmedikation jedoch nicht nur Schein zu sein. Vor allem das *Ähnlichkeitsprinzip*, als Basis der homöopathischen Medikation wird abgelehnt, da es sich nur auf äußerlich sichtbare Symptome stützt, unter Missachtung herkömmlicher Diagnostik. Außerdem beruht die Medikamentenwahl ausschließlich auf der subjektiven Einschätzung des Homöopathen, ob Dinge äußerlich ähnlich sind oder nicht. Entsprechend unterschiedlich können Wahrnehmungen interpretiert werden und homöopathische Behandlungen ausfallen, in Abhängigkeit von Erfahrung und Fantasie des Therapeuten. Da es keine einheitliche Vorstellung von Ähnlichkeit gibt, kann es auch keine *richtige homöopathische Behandlung* geben.

Folglich gilt auch *S.Hahnemanns* Selbstversuch mit Chinarinde zum Beleg der Ähnlichkeit als nutzlos und bestenfalls als eine mögliche allergische Reaktion, da er nicht reproduzierbar ist. Somit beruht der Ansatz der Homöopathie von vorneherein auf einem Irrtum und dessen dogmatisch-naiver Generalisierung.

Selbst wenn das Ähnlichkeitsprinzip schlüssig wäre, bedeutet dies noch lange keine Kongruenz mit den darauf angeblich abgestimmten homöopathischen Arzneimitteln. Da deren Herstellung nicht in einem Reinraum vorgenommen wird, nimmt mit steigender Verdünnung der Wirksubstanz zwar die Konzentration ab, jedoch die Belastung der Lösung aus der Luft und dem jeweiligen Potenzierungsablauf zu. Dadurch befinden sich schließlich in den hochpotenzierten Präparaten außer der Trägersubstanz und deren Verunreinigungen nur noch die durch die Potenzierungsschritte entstandenen Kontaminationen. Selbst akribistische Filterungen hinterlassen mehr Reststoffe, als sich Wirkstoffe in der Trägersubstanz befinden, was die geregelte Untersuchung einer Stoff-Wirkungsrelation vereitelt. Die Haltbarkeit homöopathischer Arzneimittel ist indiskutabel, da deren Wirksamkeit grundsätzlich als nicht vorhanden gilt.

Ein weiterer Kritikpunkt ist die *Therapiedauer*, der eine gewisse Willkür in der Definition von *Heilung* und deren Prozess unterstellt wird. Daher interpretiert die Herkömmliche Medizin die sog.

Erstverschlechterung als Indiz dafür, dass das entsprechende homöopathische Heilmittel gerade *nicht* hilft und der Homöopath die Unwirksamkeit mit einem Euphemismus belegt.

Somit ist auch der *homöopathische Effekt* nebulös. Die von den Homöopathen postulierten *Wirkungsmechanismen* über die chemophysikalischen Eigenschaften des *Wassers* als Speicher nicht molekular getragener Informationen (s. S.6), wurden von *J.Benveniste* statuiert, jedoch nie im Experiment reproduziert, sodass für diese Theorien keine wissenschaftlichen Grundlagen vorliegen. Sollten allerdings tatsächlich *Informationsspeicherungen* bestehen, dann stellt sich sofort die Frage, wie lange eine solche Speicherung erhalten bleibt. Sind die *Molekülcluster* des Wassers stabil, dann muss das Wasser vor der Verwendung gereinigt werden, denn sonst enthält es noch alte Information. Falls sie nicht stabil sind, würde eine homöopathische Arznei schnell unwirksam. Völlig offen bleibt der weitere Ablauf im Organismus des Patienten nach Einnahme dieser hypothetischen *Speichercluster*. Noch spekulativer ist der Effekt homöopathischer Arzneimittel in ungelöster Form als Globuli oder Tabletten.

Auf alternativen Heilverfahren liegt grundsätzlich ein hoher Rechtfertigungsdruck, der jedoch gemessen an den gültigen naturwissenschaftlichen Paradigmen bis auf weiteres nicht erfüllt werden kann. Da sich ein belastbarer Nachweis ihrer Wirksamkeit nicht erstellen lässt, ist die *Homöopathie* zumindest den *Parawissenschaften* zuzurechnen, indem sie sich mit Phänomenen beschäftigt, deren Existenz aus wissenschaftlicher Sicht nicht bewiesen sind. Aufgrund der Nichterfüllbarkeit methodischer und kritisch-rationaler wissenschaftlicher Mindestanforderungen gilt sie außerdem als *Pseudowissenschaft* (s. S.12). Ein *Ideologieverdacht* wird nicht ausgeschlossen.

Bach-Blütentherapie

Die *Bach-Blütentherapie* wurde von dem englischen Arzt *E. Bach* (1886-1936) erfunden, sie ist ein der Homöopathie ähnliches *alternatives* Heilverfahren, zur Behandlung und Mitbehandlung akuter und chronischer psychosomatischer Krisen und Erkrankungen.

Sie geht von der Annahme aus, dass bestimmte seelische Persönlichkeitstypen zu bestimmten Reaktionsweisen und dadurch auch Krankheiten neigen. Krankheit wird somit als Folge einer Disharmonie empfunden zwischen dem inneren höheren Selbst des Patienten und seinem täglichen Verhalten auf der Persönlichkeitsebene.

Daher werden in der Bach-Blütentherapie nur *seelische Symptome* identifiziert, Arzneimittelbilder und Arzneimittelprüfungen im homöopathischen Sinne und Umfang sind ausgeschlossen. Jedoch verfügt sie über ein Repertorium, im Sinne eines therapeutischen Lexikons.

7 Psycho-emotionale Grundkrankheiten
Stolz, Grausamkeit, Hass, Habgier, Unwissenheit, Unsicherheit, Egoismus

Tab.3

7 negative Seelenkonzepte
Angst, Unsicherheit, mangelndes Gegenwartsinteresse, Einsamkeit, Überempfindlichkeit gegenüber Ideen/Einflüssen, Mutlosigkeit/Verzweiflung, übertriebene Fürsorge

Tab.4

Aufbauend auf die eigentlichen *psycho-emotionalen Grundkrankheiten* (Tab.3) entwickelte *E.Bach* 7 *negative Seelenkonzepte* (Tab.4), die er dann auf 12 erweiterte, bis er später mit den 38 Blütenessenzen *38 negative Seelenzustände* erfasst hatte. Die *Symptome* der *Grundkrankheiten* (Tab.3) sind diese 38 definierten disharmonischen Seelenzustände. *E.Bach* nahm für sich in Anspruch, die Menschen in 38 Persönlichkeitstypen einteilen zu können. Darauf aufbauend postulierte er, dass aus den negativen Ausprägungen dieser 38 Wesenszüge - beispielsweise Stolz, Hass oder Eifersucht - alle bekannten Krankheiten generieren. Somit besteht das Ziel der Therapie in der Auflösung und Ausleitung blockierten seelischen Energiepotentials mit der Harmonisierung von Gedanken und Gefühlsmustern, analog dem Postulat *D .I. Iuvenalis* „orandum est, ut sit mens sana in corpore suo" (sinnentsprechend frei übersetzt: „Das Einzige, um das wir die Götter bitten sollen, ist, dass in einem gesunden Körper ein gesunder Geist wohnen soll").

Die *Blütentherapie* wurde von *E. Bach* entwickelt als Erweiterung der klassischen Homöopathie nach dem Prinzip, dass Krankheiten nicht durch Blockierung des Negativen bekämpft, sondern durch Stimulation des Positiven überwunden werden sollen, indem die der Charakterschwäche gegenübergestellte positive Eigenschaft in einem so starken Maße entfaltet wird, dass die Schwäche schließlich zur Stärke wird. Sie dient daher neben der heilenden Auflösung somatischer Krankheitszustände über die psycho-emotionale Ebene, der Lösung innerer Konflikte und Normalisierung psychischer Störungen, sowohl als seelisch harmonisierende Begleittherapie von Krankheiten jeder Art als auch der *Salutogenese* und der Lebenssanierung innerhalb eines Gesundheits-Krankheits-Kontinuum unter Stimulation des *Permanenzgefühls*. Nach *W. T. Boyce* ist das *Permanenzgefühl* „der Glaube oder die Wahrnehmung, dass bestimmte zentrale, wertvolle Elemente der Lebenserfahrung stabil und überdauernd sind."

Im Gegensatz zu den vielfältigen Ausgangstoffen homöopathischer Arzneimittel bezieht die Bach-Blütentherapie ihre Energie ausschließlich von speziellen Pflanzen. Wissenschaftliche

Auswahlkriterien liegen hierfür nicht vor, *E .Bach* bestimmte seine Pflanzen intuitiv und nicht nach möglichen phytopharmakologischen Wirkungspotentialen.

Auf der Erde gibt es z.Zt. etwa 375 000 verschiedene Pflanzenarten, wovon etwa 20 000 als Nahrungs-, Heil- und Genussmittel oder auch für technische Zwecke benutzt werden. Nur 500 werden auf Feldern als Kulturpflanzen angebaut, davon erstellen 7 Pflanzenarten die Grundnahrungsmittel Weizen, Reis, Mais, Kartoffel, Maniok, Zuckerrohr und Sojabohnen für die gesamte Weltbevölkerung. *E.Bach* hatte in einem Zeitraum von 6 Jahren, unter von herkömmlichen Nutzungserwägungen unabhängigen eigenen Aspekten, 37 verschiedene einheimische walisische Wildpflanzen und ein heilkräftiges Wasser von ihm genau festgelegten Plätzen ausgewählt, woraus er *38 Seelenzustände* definiert, die in ihrer Gesamtheit alle negativen *Seelenkonzepte* darstellen. Das Wasser wird deshalb den Blüten zugerechnet, sodass es insgesamt *38 Blütenkonzentrate* gibt.

Man kann sich die *Seelenkonzepte* als eine Art *archetypisches Repertoire* negativer Gefühlsprogramme vorstellen, das auf niedrigeren Frequenzstufen der seelischen resonatorischen Kapazitäten gespeichert ist. Dies steht in Relation zu *C. G. Jung,* der in seinen alchimistischen Studien die Pflanzen als „Lichtwesen" bezeichnet und die Blüte als das Symbol des geistigen Selbst interpretiert. Er definiert mit *Archetypen* Seelenprogramme, die auf einer bestimmten Frequenzebene der menschlichen Natur zur Auslösung kommen, unabhängig von Raum, Zeit, Rasse und Kultur. Folglich wirken die Bach-Blütenkonzentrate auch auf sämtliche Angehörige der Erdbevölkerung gleichermaßen. Das Ausleben dieser Gefühlsmuster auf der Persönlichkeitsebene tritt dann ein, wenn sich das jeweilige energetische Schema auf dem entsprechenden Frequenzniveau befindet, sodass diese 38 negativen Gefühlsmuster als präzise Symptome gelten.

Dem *Wasser* gibt *E. Bach* eine grundsätzliche Bedeutung in der Erschließung, Projektion und Konservierung pflanzlicher Energie. Demnach enthält jeder frühmorgendliche Tautropfen Eigenschaften der Pflanze, auf der er ruht. Zusätzlich extrahiert die *Sonne* dieser Pflanze Wirkstoffe, und lädt darüber den Tautropfen mit deren Kraft auf. Die Tautropfen für sich verfügen in ihrer Summe über Komponenten singulärer Selbstähnlichkeit. Aus dieser Erkenntnis wird die Herstellung der Blütenkonzentrate über die *Sonnenpotenzierung* abgeleitet, nach der die jeweiligen Blüten in natürlichem Quellwasser bis zu 4 Stunden intensiver Sonnenbestrahlung ausgesetzt sind und somit in toto ihre Informationen abgeben können. Bei der hierzu alternativen *Kochpotenzierung* werden bei zu geringer oder fehlender Sonneneinstrahlung Pflanzenanteile in Quellwasser gekocht. Bei beiden Methoden werden nach Entfernung der Pflanzen und Filterungsmaßnahmen die Flüssigkeiten mit der gleichen Menge 39,5%igen Alkohol aufgefüllt und konserviert und anschließend in einer zweiten Verdünnungsstufe im Verhältnis 1:240 verdünnt. Dies ergibt den Inhalt der *stockbottles*, aus denen später in einer weiteren Verdünnungsstufe die sog. *Einnahmeflaschen* hergestellt werden. Im Gegensatz zur *Homöopathie* erfolgen keine weiteren Potenzierungsschritte (s. S.4, S.6). Umweltverschmutzungen sind unerheblich, da nicht die Materie, sondern die energetischen Informationen der Pflanzen verwendet werden.

Im Verlauf einer Bach-Blütentherapie lassen sich ihres Individualcharakters entsprechend keine exakten Reaktionsschemata prognostizieren, es gibt keine expliziten Erstreaktionen, jedoch gibt es immer wieder auftretende Phänomene. Laut einer Untersuchung des *German Office* des *Bach Centre* an 700 Patienten, kommen während des Therapieverlaufes vermehrt *symbolhaltiger Träume* auf, üblicherweise zwischen dem 1. und 4. Einnahmetag. Hier zeigen sich Zusammenhänge mit den Auffassungen von *C. G. Jung,* er sieht in Träumen im Verlauf einer Psychotherapie Ansätze beginnender innerlicher Konfliktlösungen.

Neben dem Entstehen einer generell positiven Grundstimmung kann es auch zu Intensivierungen von Negativgefühlen kommen, außerdem partiell zu vorübergehendem Aufflackern körperlicher Symptome früher durchlaufener Krankheiten. Es können weiterhin Schwankungen in der seelischen und körperlichen Befindlichkeit auftreten, die in eine wellenförmige Stabilisierungsphase übergehen. Hinzu kommen Reaktionen der jeweiligen unmittelbar betroffenen Umwelt durch die Wahrnehmung einer psychischen Positivierung des Patienten. Die Therapiedauer kann sich zwischen 9 Monaten und 1½ Jahren erstrecken, bei 4-wöchiger Karenz zwischen neuen Blütenmischungen.

Im Gegensatz zur klassischen Einzelmittel-Homöopathie, empfiehlt *E.Bach* die Gabe mehrer Mittel als persönlich stimmige Mischung. Diese wird meistens aus etwa 4 bis 6 der insgesamt 38 Mittel zusammengestellt, woraus sich insgesamt mehrere Millionen Kombinationsmöglichkeiten ergeben.

Da die Therapie primär für Laien zur Selbstbehandlung vorgesehen ist, wurden anstelle der lateinischen die gängigen englischen Bezeichnungen gewählt.

Eine Weiterentwicklung der herkömmlichen Bach-Blütentherapie hatte sich *D. Krämer* vorgenommen, indem er über die Beziehungen zwischen den Blüten eine Hierarchisierung erstellte, um dadurch oberflächliche und tiefere seelische Störungen gleichermaßen therapieren zu können. Weiterhin schließt er in sein Konzept astrologische Diagnosen mit ein, er greift dabei die Theorie *P Damians* wieder auf, wonach *E. Bach* seine 12 zuerst entdeckten Heilmittel als *Hauptmittel* den 12 Sternzeichen zuordnet und die später hinzugekommenen als *Ergänzungsmittel* einstuft. Die danach entdeckten weiteren 7 Mittel bezeichnete er als die „7 Helfer". Die Verordnung der weiteren hinzugekommen Heilmittel beschrieb *E. Bach* in einem Brief „...als viel einfacher, als es zunächst schien, weil jedes von ihnen mit einem der <zwölf Heiler> oder mit einem der <sieben Helfer > korrespondiert..." *D. Krämer* hatte in einem ägyptischen Hieroglyphentext Anweisungen über Meditationen durch Manipulationen an bestimmten „Bewusstseinspunkten" gefunden und diese im Zusammenhang mit der Verabreichung von Bach Blütenmitteln näher erforscht. Durch Testung dieser Punkte zusammen mit gezielter Anamnestik, sieht er die Möglichkeit, einen ermittelten Blütenbefund objektiv zu überprüfen. Aufgrund ihrer Wirkung auf das Unbewusste, das in der Astrologie dem Mond zugeordnet ist, nennt er diese Linien *Mondlinien* und löst sich in der Folge von der astrologischen Diagnostik. Er identifiziert die Mondlinien und die dazugehörigen Punkte als Projektionsstellen der negativen Seelenkonzepte auf das Meridiansystem. Die Lage dieser Punkte und Linien ähnelt denen des chinesischen Meridiansystem und denen des an der Eismumie „Ötzi" gefundenen tätowierten

Akupunkturpunkten. Weiterhin lassen sich nach *D. Krämer* an Hautzonen ähnlich dem Prinzip der Fußreflexzonen über Veränderungen in der energetischen Struktur allein aufgrund der Lokalisation Blütendiagnosen erstellen. Über die topische Anwendung der entsprechenden Blüten auf die energetisch gestörten Zonen lässt sich deren Wirkung steigern. Nach *D. Krämer* dient die Bach-Blütentherapie nicht nur der Seelenhygiene zur Harmonisierung der Psyche, sondern auch der Behandlung *körperlicher Beschwerden.*

Wirkungsprinzip der Bach-Blütentherapie

Die *Bach-Blütentherapie* interpretiert sich als Erweiterung der *Klassischen Homöopathie.* Diese sieht dies anders, da weder Voraussetzungen noch charakteristische Merkmale der Klassischen Homöopathie eindeutig erfüllt werden. Demnach gehört sie zu den regulativen Verfahren unklarer Spezifität. Aufgrund der primär seelischen Fixierung der Methode lassen sich somatische Bezüge über das Spekulative hinaus nur schwer erstellen, was Effekte auf psychosomatischem Niveau jedoch nicht ausschließt. Als am wahrscheinlichsten gilt eine Wirkung der Bach-Blütentherapie auf psychophysiologischer Ebene, als Ausdruck einer psycho-neuro-immunologischen Modulation. Nach *M. Scheffer* würde diese initiiert über „eine bioenergetische Harmonisierung fehlerhafter Informationskybernetik über das Limbische System bzw. direkt im Hypothalamus".

F. Resch und *H. Aschauer* konnten Kausalzusammenhänge zwischen immunologischer Kompetenz und emotionalem Status nachweisen, *R.. Glaser* und *J. Glaser* (*J. Holler*) konstatierten an Studenten durch Examensstress bedingte, bis zu einem Monat anhaltende, Diminutionen der Immunkapazität. *O. Bergold* sieht sowohl einen Zusammenhang zwischen Stress und Cortisolspiegel als auch durch die Bach-Blütentherapie entsprechende Therapieerfolge in deren Symptomatik. Ansonsten dürfte die Wirkung im Organismus wie bei der Homöopathie mit dem allen Lebewesen gemeinsamen hohen *Wasseranteil* und dessen chemophysikalischen Eigenschaften als *Informationsspeicher* und *informationstransferierendes* Medium zusammenhängen (s. S.6). Geregelte Potenzierungen wie bei der Homöopathie entfallen, jedoch wird bei der Herstellung eine Verdünnung im Verhältnis 1:240 vorgenommen, worin die Anhänger der Bach-Blütentherapie im Zusammenhang mit der Sonneneinwirkung eine Potenzierung sehen.

Kritik der Herkömmlichen Medizin an der Bach-Blütentherapie

Für die Wirkung der *Bach-Blütentherapie* gibt es keinerlei wissenschaftlich belegte Anhaltspunkte, keine der von *E. Bach* postulierten Wirkungen ließen sich bislang in Untersuchungen bestätigen. Durch die extreme Verdünnung der in das Quellwasser übergegangenen Pflanzeninhaltsstoffe lassen sich die verschiedenen Blütenessenzen chemisch weder nachweisen geschweige denn von einander unterscheiden. Außer *E. Bachs* geäußerten Intuitionen gibt es keine Erklärungsansätze zur Heilwirkung der von ihm ausgewählten Blütenextrakte.

Dem gegenüber stehen Dokumente sichtbarer bioenergetischer Strahlungen homöopathischer Mittel und Bach-Blütenessenzen, die *D. Knapp* 1983 im *Color-Plate-Verfahren*, einem verbesserten Hochfrequenz-Foto-Verfahren aufnehmen konnte. Hierbei wurde jeweils ein Tropfen in üblicher Wasser-Alkohol-Mischung fotografiert, im Vergleich zu jeweils einem Tropfen des bei der Herstellung für alle Konzentrate verwendeten Alkohols und Wassers. Es zeigten sich bei den unterschiedlichen Proben entsprechend verschiedene, als möglicherweise energetisch interpretierbare, optische Veränderungen. Anschließend wurde dasselbe im sog. Color-Plate-Serum-Medikamententest mit menschlichem Serum vorgenommen, das in vitro unter definierten Bedingungen mit bestimmten Bach-Blütenessenzen versetzt wurde. Auch hier zeigten sich im Verhältnis zur Eingangsprobe deutliche Differenzierungen. Je nach den optischen Merkmalen, deren Ausprägungen und Stabilität wurden die Beurteilungskriterien definiert, so gelten Ordnung und Transparenz als Harmonisierung. Die optischen Veränderungen einer definierten Serumprobe durch den Einsatz von Bach-Blütenessenzen sind zwar unverkennbar, dies gilt jedoch durch mögliche, nicht nachvollziehbare Scheineffekte nicht für deren Interpretationen. Aufgrund anzunehmender Irrtumswahrscheinlichkeiten bei unsicheren Ausgangsvalenzen, unklaren Hauptzielkriterien und fehlender Reproduzierbarkeit lassen sich aus naturwissenschaftlicher Sicht keine Validitäten erstellen. Dem Einwand, dass die jeweils notwendige Einzelfalldiagnose systematische Wirksamkeitsstudien verunmöglicht, steht die Möglichkeit von Doppelblindstudien gegenüber.

Generell konnte bislang noch nicht nachgewiesen werden, dass die Wirksamkeit von Bach-Blüten die von Placebos übersteigt. Entsprechend sind Bach-Blüten in Deutschland nicht gelistet, ein freier Verkauf ist daher nicht möglich, solange nicht über deren Zulassung als Arzneimittel entschieden ist, dürfen sie gemäß §73 Abs.3 AMG nur über Apotheken bezogen werden.

Grundsätzlich wird die *Bach-Blütentherapie* den *Pseudowissenschaften* zugerechnet, indem zwar deren Befürworter einen wissenschaftlichen Anspruch erheben, diesen jedoch nicht einmal in den Mindestanforderungen einer methodischen und kritisch-rationalen Wissenschaft erfüllen können. Einige dieser *Mindestanforderungen* sind Überprüfbarkeit, Falsifizierbarkeit der Hypothesen aber auch das Ziel innerer und äußerer Widerspruchsfreiheit.

Deshalb wird die Wirkung der *Bach-Blütentherapie* als *Suggestion* und *Autosuggestion* definiert, nicht als einen den Blüten inhärenten Effekt. Ein *Ideologieverdacht* lässt sich nicht ausschließen.

Beurteilungskriterien

Homöopathie und *Bach-Blütentherapie* befinden sich außerhalb der *universitären Medizin*, gleichwohl erfüllen sie in ihrer individuellen regulativen Passung zum jeweiligen Patienten Aspekte der *Regulationsmedizin*. Die *Regulationsmedizin* dient der Unterstützung der Selbststeuerung. Nach der Definition des *ZAEN* (Zentralverband der Ärzte für Naturheilverfahren) umfasst sie „Techniken und

Methoden, die über die Möglichkeiten der Autoregulation des selbstregulierenden Organismus zur Diagnostik, Therapie, Prävention und Rehabilitation eingesetzt werden können. Dazu gehören insbesondere Therapieprinzipien wie Substitution, Funktionssteigerung, Stimulation, Direktion, Detoxikation, Ausleitung und Störfeldsanierung." Definition und Leistungskatalog erfassen hierzu sämtliche Naturheilverfahren, die nach der Definition des *ZAEN* „die Anregung der individuellen körpereigenen Ordnungs- und Heilkräfte durch Anwendung nebenwirkungsarmer oder -freier natürlicher Mittel" beinhalten, sowie Homöopathie und Akupunktur. Dabei können sie in Diagnostik und Therapie entweder komplementär zu herkömmlichen Methoden oder alternativ wirken.

Generell werden die der *Regulationsmedizin* subsumierten Verfahren auf wissenschaftlicher Basis nach ihrer Reproduzierbarkeit beurteilt, um sie zur *Herkömmlichen Medizin* ins Verhältnis setzen zu können. Bisher sind nur wenige Verfahren als konkludent von der Herkömmlichen Medizin übernommen.

Zur Beurteilung werden sie unterteilt in *EbM (evidence based medicine)*, *EbM-elected* sowie *non-EbM*. Die Beurteilung erfolgt hochwertig mit Meta-Analysen als Fundamente der prozeduralen Qualität. *EbM* bezeichnet patientenorientierte Behandlungsschritte mit statistisch belegtem Wirkungsnachweis und setzt damit als Qualitätsmerkmal eine Abgrenzung zu den nicht-evidenzbasierten Therapien. *EbM-elected* erfasst Verfahren in Annäherung an die *evidenzbasierte Medizin* unter Einschluss einer *Katamnese* zur Qualitätssicherung, Evaluation und der Einzelfall-Dokumentation als Wirksamkeitsnachweis. *EbM-elected* hat die Erwartungshaltung einer möglichen Übernahme in die *EbM*. *Non-EbM* stützt sich auf *Empirik* auf der Grundlage vieler Erfolgsmerkmale. Somit wird die vielfach geübte Aussage, wer heile, habe recht, infrage gestellt. Die Forderungen der *evidenzbasierten Medizin* werden nämlich hierbei nicht erfüllt. In der systematischen Zusammenstellung aus Wahrnehmung, Erhebung von Daten, gezielten Beobachtungen und Auswertungen wissenschaftlicher Experimente kann die *Non-EbM* allerdings einen Übergang in die *EbM-elected* finden.

Publikationsreferenzen:

Augustin, M., Schmiedel, V.: Praxisleitfaden Naturheilkunde – Methoden Diagnostik Therapieverfahren in Synopsen. Jungjohann Verlagsgesellschaft Neckarsulm Stuttgart 2. neu bearb. Aufl. 1994

Antonovsky, A.: Salutogenese: zur Entmystifizierung der Gesundheit. Dt. erw. Hrsg. v.Franke, A. dgvt-Verlag, Tübingen, Bd.36 1997

Bach, E: Blumen, die durch die Seele heilen. Ausgewählte Originalschriften - zusammengestellt und eingeführt von Scheffer, M. Ullstein Tb 2004

Bailey, Ph. M.: Psychologische Homöopathie – Persönlichkeitsprofile von großen homöopathischen Mitteln. Knaur MensSana 2000

Balint, M.: Der Arzt, sein Patient und die Krankheit. Klett-Cotta, Stuttgart 1983

Bateson, G.: Ökologie des Geistes. Suhrkamp, Frankfurt/M. 1985

Blome, G.: Das neue Bach-Blüten-Buch. Verlag Hermann Bauer Freiburg im Breisgau. 3.verb. u. erw. Aufl. 1993

Boyce, W. T., Schaefer, C., Uitti, C.: Permanence and Change: Psychosocial Factors in the Outcome of Adulescent Prefgnancy. Social Science and Medicine, 21, 1985, S. 1279-1287

Damian, P.: Astrologie und Bach-Blüten. Goldmann, München 1996

Dorsci, M.: Die Wiener Schule der Homöopathie – Grundlagen, Arzneimittelehre Symptomenverzeichnis. Staufen-Pharma GmbH & Co.KG 5. verb. u. erw. Aufl. 2005

Endler, P. C.: Expedition Homöopathieforschung - ein altes Heilsystem wird plausibel. Verlag Wilhelm Maudrich Wien München Bern 1998

Foerster, H. v.: Entdecken oder erfinden. Wie lässt sich Verstehen verstehen? In: Gumin, H., Maier, H. (Hrsg.): Einführung in den Konstruktivismus. Piper, München 1992

Geißler, J., Quak, Th.(Hrsg.): Leitfaden Homöopathie. Elsevier Urban & Fischer München Jena 2005

Hahnemann, S.: Organon der Heilkunst – Neufassung mit Systematik und Glossar von Schmidt, J.M. (Hrsg.) Elsevier Urban & Fischer München Jena 2003

Holler, J.: Das neue Gehirn. Verlag Bruno Martin 1989

Huter, C.: Menschenkenntnis durch Körperformen- und Gesichtsausdruckkunde. Schwaig b/Nürnberg 3. Aufl. 1957

Jung, C.G.: Die Beziehung zwischen dem Ich und dem Unbewussten. Olten 1971.

Krämer, D.: Neue Therapien mit Bach-Blüten 1 – Beziehungen der Blüten zueinander, Innere und äußere Blüten, Auswertung anhand der zwölf Schienen. Ansata-Verlag, Interlaken 8. Aufl. 1995

Krämer, D.: Neue Therapien mit Bachblüten 3 – Akupunkturmeridiane und Bach-Blüten, Beziehungen der Schienen zueinander, Bach-Blütenbehandlung von Kindern Ansata-Verlag, Interlaken 4. Aufl. 1994

Köhler, G.: Lehrbuch der Homöopathie Bd.I Grundlagen und Anwendung Hippokrates Verlag Stuttgart 5. Aufl. 1988

Kretschmer, E. Körperbau und Charakter. Springer 1951

McCormick, J.: Death of the personal doctor. Lancet 348 (1996) S.667-668

Masi-Elizalde, A.: Überarbeitung der Lehre, Materia medica und Technik der Homöopathie. Faust 1993

Maturana, H. R.: Erkennen: Die Organisation und Verkörperung von Wirklichkeit. Vieweg, Braunschweig 1982

Ortega, S.: Notes on Miasms. National Homeopathy Pharmacy, New Delhi 1980

Popper, K. R.: Objektive Erkenntnis, ein evolutionärer Entwurf. Hoffmann & Campe, Hamburg 1973

Raspe, H-H., Mattussek, S.: Magische Vorstellungen zwischen Arzt und Patient in der Rheumatologie. Fortbildungskurse Rheumatologie 7, (1985) S. 41-64

Scheffer, M.: Original Bach Blütentherapie. Jungjohann Verlagsgesellschaft Neckarsulm Stuttgart 3. Aufl. 1993

The Lancet. 2005, Bd. 366, S.726

Uexküll, J.v.: Biologie als undogmatische Naturwissenschaft. In: Uexküll Th. v. (Hrsg.): Kompositionslehre der Natur. Propyläen/Ullstein, Frankfurt/M.-Berlin-Wien 1980

Uexküll Psychosomatische Medizin – Modelle ärztlichen Denkens und Handelns. Hrsg. Adler, R. H., Herrmann, J. M., Köhle, K., Langewitz, W., Schonecke, O., W., Uexküll Th. v., Wesiack, W. 6. neu bearb. U. erw. Aufl. 2003, Urban & Fischer München Jena

Vester, F., Henschel, G.: Krebs. Fehlgesteuertes Leben. DTV München, 1977

Vithoulkas, G.: Die Praxis homöopathischen Heilens. Elsevier Urban & Fischer 6. Aufl. 2005

http://www.zaen.org/index.php?content=diplome   URL abgenommen am 2007-03-05

Anmerkung zur Erwachsenen-Bildung [Fachkraft Salutogenese / Fachkraft für angewandte Heil- und Heil-Hilfsverfahren] und zum post-gradualen Studieren und zur Erstellung der Eigenarbeiten (RE) :

A : Geben Sie in stark abstrahierter Form den für Sie wesentlichen Inhalt dieses Lernfeldes wieder und beschreiben Sie seine Besonderheiten.
B : Vermitteln Sie den Sachbearbeitern des Studiums Ihre eigene persönliche Kompetenz zu dieser hier beschriebenen Thematik.
C : Beschreiben Sie in kurzer Form, wie Sie sowohl die Thesen dieses Lernfeldes, als auch die Anti-Thesen aus Ihrer gedanklichen Disziplin in Ihre Denkweise und Praxis übersetzen könnten.

Unter Berücksichtigung starker Abstraktion stellen Sie Ihre Texte den für Sie zuständigen Tutoren vor.

URL: http://www.Online-Health.org

mailto: http://www.online-health.org/kontakt/index.php / Login mit Pw.